Utkarsh Soni
Abu Rayeesul Hassan
Shakeel Akhtar

Sensor vestível de monitorização da saúde com sistema de localização utilizando RFID

Utkarsh Soni
Abu Rayeesul Hassan
Shakeel Akhtar

Sensor vestível de monitorização da saúde com sistema de localização utilizando RFID

ScienciaScripts

Imprint

Cover image: Disponibilizado pelo autor

This book is a translation from the original published under ISBN 978-620-2-31186-1.

Publisher:
Sciencia Scripts
is a trademark of
Dodo Books Indian Ocean Ltd. and OmniScriptum S.R.L publishing group

120 High Road, East Finchley, London, N2 9ED, United Kingdom
Str. Armeneasca 28/1, office 1, Chisinau MD-2012, Republic of Moldova, Europe
Printed at: see last page
ISBN: 978-620-8-14653-5

CAPÍTULO 1

INTRODUÇÃO

1.1 Visão geral

H s sistemas de monitorização da saúde estão a ganhar importância à medida que a população idosa universal em rápido desenvolvimento aumenta os pedidos de cuidados de saúde. As tecnologias da informação registaram um rápido desenvolvimento entre plataformas e funções, por exemplo, nos sectores dos sensores, da nanotecnologia e da bioindústria. Com base na análise de dados mundiais sobre o peso global das doenças cardíacas causadas pela hipertensão, o estudo mostra que a pressão arterial elevada ou hipertensão afecta mais de mil milhões de pessoas em todo o mundo. Para além das doenças cardíacas causadas pela hipertensão, a pressão arterial elevada pode ser um fator e uma causa de muitas outras doenças, como os aneurismas de AVC, o coração isquémico e as doenças renais. Um mapa mundial mostra a distribuição das doenças causadas pela tensão arterial elevada.

1.2 Declaração do problema

Os dispositivos portáteis podem recolher informações únicas sobre o utilizador, como o seu coração, a pulsação da mão ou o calor do corpo, e utilizá-las para o identificar. Estas informações podem ser utilizadas para obter informações valiosas sobre os cuidados de saúde. A monitorização da saúde pessoal de cada indivíduo é considerada muito importante devido ao aumento dos problemas de saúde no mundo atual. O estilo de vida cada vez mais stressante está a ter um impacto máximo na saúde pública. Com as filas de espera cada vez maiores nos hospitais e o número crescente de doentes, os honorários dos médicos dispararam, o que afecta sobretudo os doentes que não podem pagar os honorários ou que não sofrem de doenças graves, mas só ficam a saber depois de pagarem uma taxa elevada ao médico. Os investigadores e os inquéritos demonstram frequentemente que a maior parte das doenças graves são o resultado de uma atitude descuidada em relação às doenças menores. A maior parte destes problemas pode ser resolvida apenas seguindo uma boa dieta, um padrão de sono adequado e a prática regular de exercício físico. Mas como é que um doente sabe que dieta é boa ou que exercício deve seguir e, mais importante ainda, se o plano que está a seguir está a funcionar eficazmente para ele. A ausência de um mecanismo deste tipo torna a tarefa do doente difícil, deixando-o assim com a opção de ir ao médico, o que implica o pagamento de uma taxa elevada, ou ignorar a doença, o que é mais perigoso.

1.3 Objetivo

T um dos objectivos deste projeto é fornecer uma nova plataforma baseada na nuvem para observar um doente que sofre de uma doença específica, por exemplo, tumores, diabetes e outras. Estes indivíduos necessitam de serviços medicinais ininterruptos que não podem ser prestados fora dos hospitais. Os vários sensores de sinais vitais são o sensor de glucómetro, o sensor de fluxo de ar e o sensor de acelerómetro, que são utilizados como parte do sistema proposto. Depois de os sensores médicos ligados ao corpo do paciente recolherem e transmitirem os dados médicos para a nuvem, as instalações que podem ser obtidas nesta nuvem são responsáveis pela receção, armazenamento, processamento e divulgação destas informações. Partimos do princípio de que esta solução oferece um cenário adequado para prestar um serviço de telemedicina abrangente que automatiza os procedimentos desde a recolha de informações sobre o paciente até à tomada de decisões médicas perfeitas com base nas condições actuais do paciente e na sua informação médica histórica. A utilização do protocolo ZigBee neste sistema torna a rede de sensores sem fios adequada para a transmissão de informações, permitindo ainda o tratamento, a representação, os avisos e as notificações de informações adicionais.

1.4 Organização do relatório

O principal objetivo dos relatórios elaborados regularmente pela OMS é o controlo da saúde das pessoas. Publicado pela primeira vez em 1995, o Relatório sobre a Saúde no Mundo é a principal publicação da OMS. Publicado anualmente ou de dois em dois anos em várias línguas, cada relatório inclui uma avaliação de peritos sobre um tema específico de saúde mundial, relativo a todos os países membros da organização.

O principal objetivo do WHR é fornecer aos decisores políticos, agências doadoras, organizações internacionais e outros a informação de que necessitam para os ajudar a tomar decisões adequadas em matéria de política de saúde e de financiamento. No entanto, o relatório também está acessível a um público mais vasto, como universidades, jornalistas e o público em geral. Espera-se que qualquer pessoa, com um interesse profissional ou pessoal em questões de saúde internacional, possa lê-lo e tirar partido dele.

Partimos do princípio de que esta solução oferece um cenário adequado para prestar um serviço de telemedicina abrangente que automatiza os procedimentos, desde a recolha de informações sobre o doente até à tomada de decisões médicas perfeitas com base nas condições actuais do doente e nas suas informações médicas históricas.

CAPÍTULO 2

PESQUISA BIBLIOGRÁFICA

2.1 Introdução

O objetivo deste projeto é fornecer uma nova plataforma baseada na nuvem para observar um doente que sofre de uma doença específica, por exemplo, tumores, diabetes e outras. Esses indivíduos precisam de serviços medicinais ininterruptos que não podem ser prestados fora dos hospitais. Os vários sensores de sinais vitais são o sensor de glucómetro, o sensor de fluxo de ar e o sensor de acelerómetro, que são utilizados como parte do sistema proposto. Depois de os sensores médicos ligados ao corpo do paciente recolherem e transmitirem os dados médicos para a nuvem, as instalações que podem ser obtidas nesta nuvem são responsáveis pela receção, armazenamento, processamento e divulgação destas informações. Partimos do princípio de que esta solução oferece um cenário adequado para prestar um serviço de telemedicina abrangente que automatiza os procedimentos desde a recolha de informações sobre o paciente até à tomada de decisões médicas perfeitas com base nas condições actuais do paciente e na sua informação médica histórica. A utilização do protocolo ZigBee neste sistema torna a rede de sensores sem fios adequada para a transmissão de informações, permitindo ainda o tratamento, a representação, os avisos e as notificações de informações adicionais.

2.2 Sistema atual

No sistema existente, com a ajuda da tecnologia, podemos monitorizar os nossos parâmetros de saúde, como a temperatura corporal, o ritmo cardíaco e a pulsação. De acordo com o inquérito, ainda não foi implementado um sistema de monitorização em tempo real. E, por isso, estamos a enfrentar problemas na vida real. E, devido a isso, o rácio de mortos aumenta todos os dias. E a razão por trás disso é que não existe um sistema de monitorização da saúde em tempo real, pelo que, com a ajuda desse sistema, as pessoas podem acompanhar a sua saúde em tempo real.

2.3 Problemas no sistema atual

- Não existe um sistema eficaz de controlo em tempo real

De acordo com o inquérito, ainda não foi implementado um sistema de controlo em tempo real.

E por isso estamos a enfrentar problemas na vida real. E devido a esse aumento do rácio de mortos todos os dias. E a razão por trás disso é que não existe um sistema de monitorização da saúde em tempo real, pelo que, com a ajuda desse sistema, as pessoas podem acompanhar a sua saúde em tempo real.

- Não está disponível um acompanhamento fiável do doente

  Não existe um acompanhamento fiável do doente. Por este motivo, não é possível acompanhar o doente em tempo real. E, por isso, o doente pode enfrentar muitos problemas devido à sua falta de conhecimentos. Como a informação que o doente obteve não é em tempo real, pode ser perigoso para o doente.

- Se ocorreu algum acidente, não existe uma localização exacta do sobrevivente

  T há muitos inconvenientes no sistema de monitorização da saúde. E um dos principais inconvenientes é o problema da localização. Porque vivemos na Índia e este é o local mais populoso do mundo. E na Índia, todos os dias acontecem acidentes e morrem pessoas. E a razão por detrás disto é o facto de os médicos não conseguirem chegar lá devido a problemas de localização. É por isso que considero isto um problema grave.

- Os dados dos doentes não estão disponíveis, pelo que o médico tem de esperar pelo relatório

E o problema básico são os dados do doente. Se o médico não conseguir encontrar os dados do doente, o que é que vai fazer a seguir? Mais uma vez, ele tem que ir jogar todos os procedimentos e eu vou levar tempo e porque eles não têm servidor em nuvem isso salvar todos os dados do paciente em tempo real e atualizado de acordo com seus relatórios.

2.4 Resumo da pesquisa bibliográfica

Os sistemas de monitorização da saúde estão a ganhar importância à medida que a população idosa universal em rápido desenvolvimento aumenta os pedidos de cuidados de saúde. As tecnologias da informação registaram um rápido desenvolvimento inter-plataformas e inter-funcionais, por exemplo, no domínio dos sensores, da nanotecnologia e das bioindústrias. Com base na análise de dados mundiais sobre o peso global da hipertensão e das doenças cardíacas, o estudo mostra que a pressão arterial elevada ou hipertensão afecta mais de mil milhões de pessoas em todo o mundo.

Para além das doenças cardíacas hipertensivas, o sangue elevado pode ser um fator e uma causa de muitas outras doenças, tais como aneurismas de AVC, coração isquémico e doenças renais. Estes indivíduos necessitam de serviços medicinais ininterruptos que não podem ser prestados fora dos hospitais. Os vários sensores de sinais vitais são o sensor de glucómetro, o sensor de fluxo de ar e o sensor de acelerómetro, que são utilizados como parte do sistema proposto. Depois de os sensores médicos ligados ao corpo do doente recolherem e transmitirem os dados médicos para a nuvem, as instalações que se encontram nesta nuvem são responsáveis pela receção, armazenamento, processamento e divulgação destas informações. Partimos do princípio de que esta solução oferece uma solução adequada.

Cenário para fornecer um serviço de telemedicina abrangente que automatiza os procedimentos desde a recolha de informações do paciente até à tomada de decisões médicas perfeitas com base nas condições actuais do paciente e na sua informação médica histórica. A utilização do protocolo ZigBee neste sistema torna a rede de sensores sem fios adequada para a transmissão de informações, além de permitir o tratamento, a representação, os avisos e as notificações de informações adicionais.

CAPÍTULO 3

ESPECIFICAÇÕES

3.1 Introdução

Com base nas visitas aos hospitais, foi aprovada a eficácia deste projeto e a sua capacidade de facilitar a comunicação entre o doente e o seu médico. A utilização dos serviços disponíveis das tecnologias GSM e GPS para construir um sistema inteligente de monitorização da saúde pode melhorar e aperfeiçoar a monitorização em tempo real: Os serviços GSM são utilizados para comunicações globais em qualquer altura e em qualquer lugar, a tecnologia GPS é aplicada para posicionamento no exterior. A aprovação do sinal respiratório obtido a partir da aceleração supraesternal e do entalhe foi examinada em três posições corporais distintas, por exemplo, supina, lado esquerdo e prona. Demonstram que existe uma elevada correlação entre a respiração conduzida pelo acelerómetro e a espirometria em todas as condições. O armazenamento e o processamento da informação são efectuados num computador com um instrumento virtual Lab VIEW personalizado. Daniel Sanchez Morelli et al o segmento respiratório é realizado com o acelerómetro montado na pontuação supraesternal de indivíduos em posição supina. Os seus resultados demonstram a praticidade da execução de um dispositivo versátil baseado num acelerómetro para o registo da respiração. A aquisição de informação é concluída com uma estrutura mais pequena e uma estação de trabalho portátil onde a informação foi armazenada para ser utilizada mais tarde.

3.1.1 Objetivo

O objetivo deste sistema é prestar um serviço rápido e diminuir a taxa de mortalidade. Com a ajuda deste sistema de monitorização da saúde, foi possível estabelecer uma ligação com o hospital e, ao mesmo tempo, com o tutor local, com a ajuda de um localizador GPS. Foi aprovada a eficácia deste projeto e a sua capacidade de facilitar a comunicação entre o doente e o seu médico. A utilização dos serviços disponíveis das tecnologias GSM e GPS para construir um sistema inteligente de monitorização da saúde pode melhorar e aperfeiçoar a monitorização em tempo real: Os serviços GSM são utilizados para comunicações globais em qualquer altura e em qualquer lugar, a tecnologia GPS é aplicada para posicionamento no exterior.

3.1.2 Âmbito do projeto

O objetivo deste projeto é proporcionar um futuro bom e saudável. Os avanços na inovação da Internet tornaram possíveis técnicas para a transmissão de cuidados de saúde. Os sistemas de monitorização da saúde evoluíram rapidamente nos últimos tempos e foram propostos sistemas inteligentes para monitorizar as condições de saúde actuais dos pacientes. No nosso modelo experimental, concebido para monitorizar a pressão sanguínea e a temperatura corporal do paciente com base em sensores. O quadro depende de um escudo de sensores de saúde eletrónica associado a uma plataforma em nuvem que recolhe os dados dos sensores. O modelo permite seguir o rasto, localizar e monitorizar os pacientes e facilitar a prestação de cuidados de saúde, de modo a que possam ser prestados serviços médicos eficazes no momento oportuno. Utilizando sensores específicos, os dados serão captados e comparados com um limiar configurável através de um microcontrolador que é definido por um médico especializado que segue o paciente; em qualquer caso de emergência, será enviado um serviço de mensagens curtas para o número de telemóvel do médico e do familiar, juntamente com os valores medidos, através do módulo GSM. Além disso, o GPS fornece a informação da posição da pessoa monitorizada que está sempre sob vigilância. O modelo será capaz de colmatar a lacuna entre os pacientes em ocasiões de mudança dramática de saúde e as entidades de saúde que respondem e tomam medidas em tempo real.

3.2 Descrição geral

Os sistemas de monitorização da saúde estão a ganhar importância à medida que a população idosa universal em rápido desenvolvimento aumenta os pedidos de cuidados de saúde. As tecnologias da informação registaram um rápido desenvolvimento inter-plataformas e inter-funcionais, por exemplo, no domínio dos sensores, da nanotecnologia e das bioindústrias. Com base na análise de dados mundiais sobre o peso global da hipertensão e das doenças cardíacas, o estudo mostra que a pressão arterial elevada ou hipertensão afecta mais de mil milhões de pessoas em todo o mundo (como mostra a figura 3.1).

Fig. 3.1 Mapa Mundial da Hipertensão Doenças Cardiovasculares

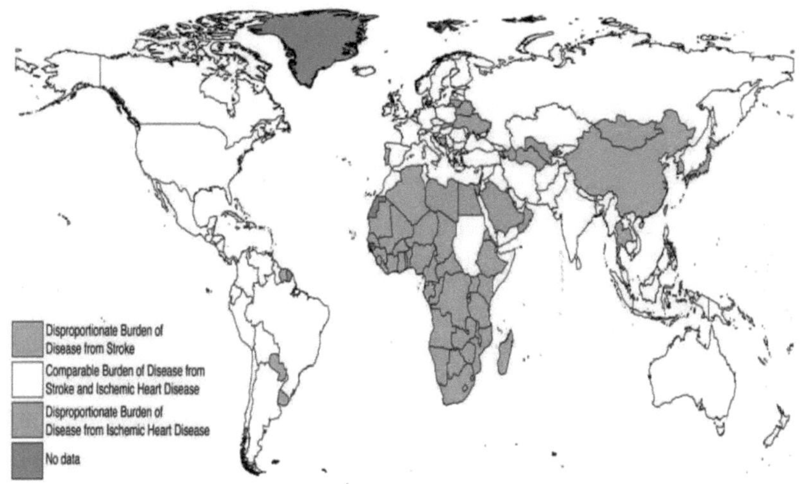

3.3 Requisitos da interface externa

Esta secção apresenta os componentes utilizados no desenvolvimento deste sistema.

Esta configuração de empreendimento compreende a associação entre o microcontrolador e o atuador para obter uma estimativa fiel, e a observação e avaliação da condição dos casos acaba por aumentar a força da IoT nos cuidados de saúde. Os tipos de sensores utilizados são o sensor de ECG, o sensor de pressão sanguínea, o sensor de temperatura, o sensor de movimento, o sensor de EEG e o sensor de glucose no sangue.

A combinação do microcontrolador com os sensores inteligentes oferece vantagens como a precisão incorporada - capacidades analógicas, pequeno consumo de energia e facilidade de conceção de GUI. Apresenta o modelo de cuidados de saúde dos doentes utilizando a IoT. Consiste em sensores ligados ao corpo humano, microcontrolador, conversor analógico-digital (ADC), dispositivos sem fios como Bluetooth, RFID, telemóveis, sistema Wi-Fi, dispositivos de Internet e médicos/enfermeiros, hospitais, equipas de emergência, ambulâncias, agências governamentais, etc., que proporcionam aos doentes uma alimentação saudável. Os sensores recolhem continuamente as informações do corpo do doente para obter os seus dados. Em caso de emergência, estes dispositivos sem fios podem comunicar, à distância, o estado físico do doente aos seus médicos e/ou familiares. Nessas condições, os médicos e os hospitais podem responder com serviços médicos de emergência, como ambulâncias, ou fornecer as acções necessárias aos familiares para os ajudar a socorrer os doentes. Na figura 4.4, estão ligados ao corpo do doente diferentes sensores para medir os diferentes parâmetros, como o EEG, a tensão arterial, a temperatura corporal, a glicemia, o ECG e o movimento. Os sinais gerados por estes sensores estão em formato analógico, sendo necessário convertê-los em formato digital, para o que é utilizado o ADC. Estes sinais digitalizados do ADC são enviados para o dispositivo RFID/Bluetooth através de microcontroladores. Os dispositivos RFID/Bluetooth transmitem sem fios estes sinais para o telemóvel para a transmissão de dados através da internet para o destino específico. A Internet utiliza a estação de base ou a Internet para efetuar a transmissão. Todas estas operações podem ser efectuadas em quatro camadas diferentes e fornecer serviços diferentes entre si para um funcionamento combinado.

Fig. 3.2 Representação pictórica

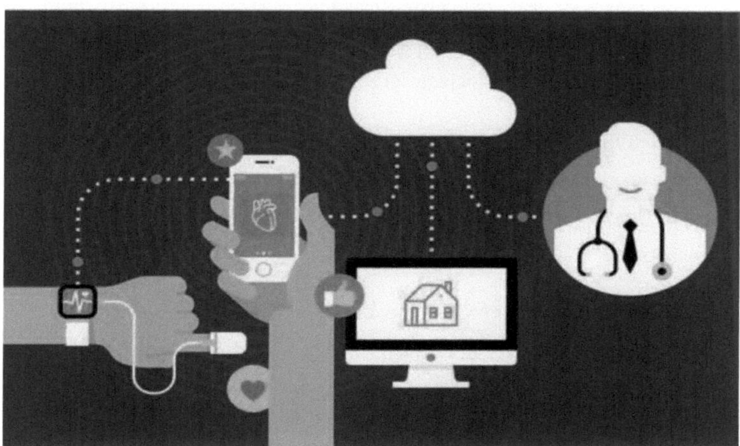

3.3.1 Interface de hardware

A interface de hardware inclui o seguinte:

3.3.1.1 Camada de sensores

Este é o primeiro estrato do sistema, que constitui a parte essencial do sistema proposto. Estão presentes diferentes sensores, como o sensor de EEG, o sensor de pressão sanguínea, o sensor de temperatura, o sensor de glicose no sangue, o sensor de ECG e o sensor de movimento. Cada um destes sensores monitoriza e recolhe as respectivas informações e transfere-as para o estrato seguinte, ou seja, o estrato da rede.

3.3.1.2 Camada de rede

Este nível desempenha uma tarefa importante na conversação que é utilizada para ligar aparelhos à rede através de protocolos divergentes como 2G, 3G, 4G, com Routers. Além disso, o nível de rede promove um conjunto de protocolos padrão de passagem de mensagens diferentes, como WAN para 3G, MAN para 4G IEEE 802.20, ITU G.992. I - ITU G.992.5.

O Bluetooth estabelece a ligação entre dois dispositivos. Quando dois dispositivos pedem para ser emparelhados, estão na realidade a procurar transmitir e receber dados entre dois dispositivos Bluetooth. Os dados enviados e recebidos de cada vez são iguais a 720 Kilo bytes por segundo.

O Wi-Fi foi inventado pela NCR corporation/AT&T nos Países Baixos em 1991. Ao utilizar esta tecnologia, é possível trocar informações entre dois ou mais dispositivos. A tecnologia Wi-Fi foi desenvolvida para dispositivos informáticos móveis, como os computadores portáteis, mas é agora amplamente utilizada para aplicações móveis e produtos electrónicos de consumo, como televisores, leitores de DVD e câmaras digitais.

O Android é o sistema operativo mais popular nos telefones inteligentes. A Google recupera o código abaixo do pennit nelApache que é utilizado pelo sistema operativo Android para os dispositivos de ecrã tátil. A linguagem Java é utilizada para criar a funcionalidade android.

A adaptação analógico-digital é um curso eletrónico em que uma onda infinitamente caprichosa é refinada, exceto alterando o seu conteúdo básico, através de uma onda multinível.

O microcontrolador utilizado neste projeto é o ATmega32, um microcontrolador de 8 bits de elevado desempenho do clã Mega AVR da Atmel. O Atmega32 baseia-se numa estrutura RISC (Reduced Instruction Set Computing) com 131 comandos vigorosos. Os IoTs dos comandos funcionam em introns de máquina única. O ATmega32 tem uma memória flash programável de 32 KB, uma RAM estática de 2 KB e uma EEPROM de 1 KB. A iteração de perseverança da memória flash e da EEPROM é de 10.000 e 100.000, respetivamente. Tem 32 linhas de E/S programáveis e intrinsecamente 8 canais.

3.3.1.3 Camada de Internet

Esta camada estabelece as ligações entre a camada de rede e a camada de serviço.

3.3.I.4. Camada de serviço

Neste nível, os dados provenientes da Internet são diretamente acessíveis aos médicos/enfermeiros, à equipa de emergência, à ambulância e à agência governamental. De acordo com esta informação, os profissionais acima referidos podem supervisionar sem esforço os casos, perspetivar os detalhes da prescrição e fornecer assistência central em caso de necessidade. O estrato de rede ajuda vários protocolos e proficiências a aceder ao utilitário Web para transportar informações para os dispositivos.

3.3.2 Interface de software

A Internet das Coisas (loT) faz dos objectos inteligentes os elementos fundamentais para o desenvolvimento de estruturas ciber-físicas inteligentes e generalizadas. A IoT tem uma variedade de domínios de aplicação, incluindo os cuidados de saúde. A revolução da IoT está a redesenhar os cuidados de saúde modernos com perspectivas tecnológicas, económicas e sociais promissoras. Este projeto analisa os avanços nas tecnologias de cuidados de saúde baseadas na IoT e analisa as arquitecturas/plataformas de rede, as aplicações e as tendências industriais mais avançadas em soluções de cuidados de saúde baseadas na IoT. Além disso, este projeto analisa as diferentes caraterísticas de segurança e privacidade da IoT, incluindo requisitos de segurança, modelos de ameaças e taxonomias de ataques na perspetiva dos cuidados de saúde. Além disso, este projeto propõe um modelo de segurança colaborativa inteligente para minimizar o risco de segurança; discute a forma como diferentes inovações, como os grandes volumes de dados, a inteligência ambiental e os wearables, podem ser aproveitadas num contexto de cuidados de saúde; aborda várias políticas e regulamentos da IoT e da saúde em linha em todo o mundo para determinar a forma como podem facilitar as economias e as sociedades em termos de desenvolvimento sustentável; e fornece algumas vias para investigação futura sobre cuidados de saúde baseados na IoT com base num conjunto de questões e desafios em aberto (como mostra a figura 4.5).

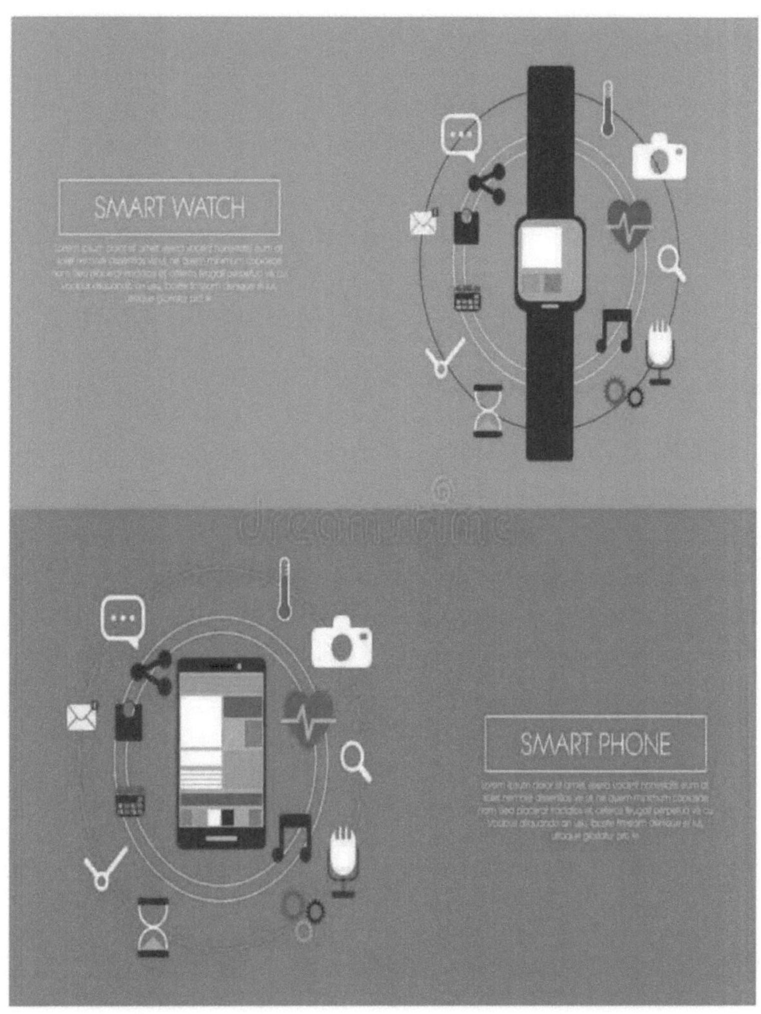

Fig. 3.3 Interface de software

3.3 Outros requisitos não funcionais

Para telemóveis Android: O smartwatch Lexus Enform Remote requer o sistema operativo Android versão 7.0 ou superior e o Android Wear versão 1.5 ou superior

Para telemóveis iOS: O smartwatch Lexus Enform Remote requer o iOS versão 10.0 ou superior e o Apple Watch versão 3.0 ou superior. Os smartwatches Samsung Gear não são atualmente suportados

3.4.1 Requisitos de desempenho

3.4.1.1 Monitor de ritmo cardíaco

Os monitores de ritmo cardíaco fornecem informações imediatas sobre o esforço que está a fazer, para que possa fazer ajustes e obter o máximo benefício do seu regime de exercício.

O objetivo é fazer exercício dentro da sua zona de frequência cardíaca alvo para obter o máximo impacto. De acordo com os Centros de Controlo e Prevenção de Doenças, para uma atividade física de intensidade moderada, a frequência cardíaca alvo de uma pessoa deve ser de 50% a 70% da sua frequência cardíaca máxima. Por exemplo, utilizando os resultados calculados acima para uma pessoa de 50 anos, os níveis de 50 e 70 por cento seriam:

- Nível de 50 por cento: 170 x 0,50 = 85 batimentos por minuto (bpm)
- Nível de 70 por cento: 170 x 0,70 = 119 bpm

Para exercícios intensos, a frequência cardíaca alvo de uma pessoa de 50 anos deve ser de 70% a 85% da sua frequência cardíaca máxima:

- Nível de 70 por cento: 170 x 0,70 = 119 bpm
- Nível de 85 por cento: 170 x 0,85 = 144 bpm

Todos os praticantes de exercício físico podem beneficiar da monitorização da sua frequência cardíaca durante a atividade, permitindo-lhes manter as zonas-alvo de queima de gordura e aeróbica com base nos seus objectivos.

3.4.1.2 Monitor da temperatura corporal

O LMT70 é um sensor de temperatura de saída analógica que tem uma precisão típica de 0,05°C dentro da faixa de temperatura do corpo humano (20°C-42°C) e uma precisão máxima de 0,36°C em toda a faixa de temperatura de -55°C-150°C. O LMT70 é fornecido num minúsculo pacote WLCSP à escala de chip que mede apenas 0,88 mm x 0,88 mm, o que o torna ideal para projectos que requerem pouco espaço. As amplas gamas de tensão da peça de 2V-5,5V e o baixo consumo de corrente de 12uA permitem-lhe ser emparelhado com uma variedade de baterias comuns em eletrónica portátil. Com estas especificações, o LMT70 é o sensor de temperatura mais pequeno e mais preciso da TI e é perfeito para aplicações em que é necessária uma elevada precisão térmica e o espaço da placa de circuito impresso é limitado. O LMT70 Wearable Design detecta a temperatura da pele através de uma PCB remota. Esta placa de circuito impresso foi especificamente concebida para recolher o máximo de calor possível nas almofadas de cobre, encaminhando-o através de vias térmicas que se ligam às esferas de solda da embalagem. As esferas de solda aquecem a matriz na qual se encontra o sensor de temperatura.

3.4.2 Requisito de segurança

Os smartwatches e outros dispositivos portáteis funcionam como uma extensão do seu smartphone, dando-lhe acesso instantâneo a aplicações poderosas, correio eletrónico, mensagens de texto e à Web. Como os smartwatches ainda estão a dar os primeiros passos, são propensos a violações de segurança. Um estudo de investigação recente dirigido pela Hewlett-Packard encontrou problemas críticos de segurança nos principais dispositivos smartwatch.

O problema mais comum era a autorização insuficiente do utilizador. Todos os smartwatches analisados tinham uma interface de utilizador que não dispunha de autenticação de dois factores ou da capacidade de bloquear contas após várias tentativas falhadas de introdução de palavra-passe. Trinta por cento dos smartwatches testados eram susceptíveis de recolha de contas.

O estudo também concluiu que os smartwatches não possuem os protocolos de encriptação de transporte necessários. Embora todos os dispositivos utilizassem a encriptação SSL/TLS, 40% dos smartwatches eram vulneráveis a problemas como o SSL V2 e o POODLE.

As interfaces Web baseadas na nuvem que 30% dos dispositivos utilizavam permitiam aos piratas informáticos identificar contas de utilizador válidas através de serviços que lhes permitiam repor uma palavra-passe.

Além disso, sete dos 10 smartwatches tiveram problemas com as actualizações de firmware, permitindo o descarregamento de dados devido à falta de encriptação.

Por último, o estudo da HP sugeriu que os smartphones apresentavam riscos pessoais e de privacidade. Todos os dispositivos estudados incluíam algum tipo de informação de identificação pessoal. Quando associados a uma segurança pouco rigorosa, o utilizador torna-se vulnerável.

CAPÍTULO 4

DESCRIÇÃO DO MÓDULO

4.1 Introdução

O nosso modelo experimental foi concebido para monitorizar a pressão sanguínea do paciente e a sua temperatura corporal com base em sensores. O quadro depende de um escudo de sensores de saúde eletrónica associado a uma plataforma em nuvem que reúne os dados dos sensores. O modelo permite seguir o rasto, localizar e monitorizar os pacientes e facilitar a prestação de cuidados de saúde, de modo a que possam ser prestados serviços médicos eficazes no momento oportuno. Utilizando sensores específicos, os dados serão captados e comparados com um limiar configurável através de um microcontrolador definido por um médico especializado que acompanha o doente; em caso de emergência, será enviado um serviço de mensagens curtas para o número de telemóvel do médico e do familiar, juntamente com os valores medidos, através do módulo GSM.

Além disso, o GPS fornece a informação sobre a posição da pessoa monitorizada que está sempre sob vigilância. O modelo será capaz de colmatar a lacuna entre os pacientes em ocasiões de mudança dramática de saúde e as entidades de saúde que respondem e tomam medidas em tempo real.

4.2 ARQUITECTURA E IMPLEMENTAÇÕES

Esta secção apresenta uma visão geral da estrutura do sistema proposto e explica os principais blocos de construção e as relações de interligação entre os blocos do sistema. O principal objetivo do sistema proposto é abranger uma aplicação de saúde inteligente de ponta a ponta que pode ser construída a partir de dois blocos funcionais. No entanto, a principal função do primeiro bloco de construção é recolher todos os dados sensoriais relacionados com as pessoas monitorizadas, ao passo que as funções do segundo bloco são armazenar, processar e apresentar as informações resultantes desta fase aos médicos e ao pessoal do infantário que acompanham o caso da pessoa monitorizada.

Como se pode ver na figura, que ilustra o modelo geral, quando o ritmo cardíaco do paciente se altera gravemente, o Arduino, que registou as leituras dos sensores de pulso e de temperatura LilyPad, ordena ao escudo GSM que envie uma mensagem SMS com estas leituras, a identificação do paciente e a localização do paciente, que foi obtida através do escudo GPS, para o telemóvel do médico, que, por sua vez, envia uma ambulância para o local onde se encontra o paciente.

4.2.1 Placa incorporada inteligente (SEB)

Esta subsecção apresenta os pormenores dos componentes de hardware utilizados para compor um quadro inteligente ligado ao corpo humano. Periodicamente, o quadro inteligente detecta as condições de saúde humana utilizando vários dispositivos sensores dedicados e, em seguida, transmite os dados brutos detectados à aplicação do servidor backend utilizando SMS GSM.

1) Microcontrolador: É a parte central da conceção do SEB, o microcontrolador actua como o cérebro da placa inteligente que contém a lógica do fluxograma da placa principal. No entanto, há muitos microcontroladores disponíveis no mercado que podem desempenhar bem a lógica da placa principal, como o PIC, o Beagle-Bone e o Arduino. Para efeitos de demonstração, a escolha recai sobre o Arduino Uno, tendo em conta as suas especificações e a simplicidade de utilização. O Arduino Uno, tal como ilustrado na Figura 4.1, é baseado no microcontrolador ATmega32, que possui um conjunto de 14 pinos digitais de entrada/saída, em que 6 dos 14 podem ser utilizados como pinos de saída PWM. Além disso, a placa do microcontrolador possui 6 entradas analógicas, uma ressonância cerâmica de 16 MHz, uma interface USB, uma tomada de alimentação CC, um botão de reset e um conetor ICSP. A interface USB simplifica a ligação do microcontrolador ao computador, podendo também servir de fonte de alimentação para a placa do microcontrolador.

Fig. 4.1 Microcontrolador Arduino

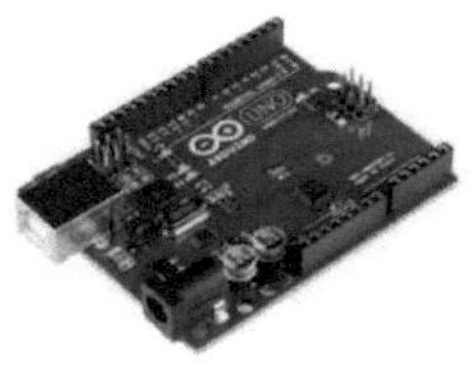

2) GPS/GPRS/GSMMODULE V3.0: Este é um shield GPS / GPRS / GSM da DFRobot é um motor Quadband GSM / GPRS que funciona nas frequências EGSM 900MHz/DCS 1800MHz e GSM850 MHz / PCS 1900MHz. Também suporta a tecnologia GPS para navegação por satélite. Envio de mensagens através da rede GSM controlado por comandos AT (GSM07.07, 7:05 e comandos AT melhorados SIMCOM). O design do shield permite controlar a função GSM e GPS diretamente com qualquer computador e placa Arduino. A proteção GPS/GPRS/GSM inclui uma antena SMD de alto ganho para GPS e GSM. A despesa de consumo do SIM548C é um chip incorporado da SIMCom.

3) Sensor de pulso de batimento cardíaco: A Figura 4.2 mostra o sensor de pulsação do batimento cardíaco, considerando que a medição da pulsação não é uma tarefa fácil; o sensor de pulsação mede a pulsação opticamente, amplifica o sinal e elimina o ruído ligando o sensor diretamente ao Arduino ou a qualquer outro controlador com tensões de funcionamento de 3 a 5V. Basta ligar o sensor à orelha ou ao dedo e ter em conta que o comprimento máximo do fio é de cerca de 60 cm.

Fig. 4.2 Sensor de pulso de batimento cardíaco

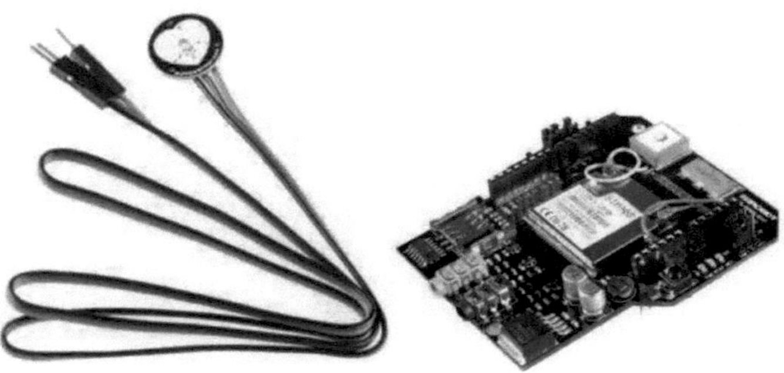

4) Sensor de temperatura do corpo humano: Detetar alterações de temperatura tornou-se mais fácil utilizando o MCP9700, que é um pequeno sensor de temperatura do tipo termóstato. A saída será de 0,5 V a 0 graus C, 0,75 V a 25 C e 10mV por grau C. Fazendo uma conversão analógica para digital na linha de sinal, será possível estabelecer a temperatura ambiente local (como se mostra na figura 4.3).

Uma tecnologia de têxteis electrónicos para vestir desenvolvida por Leah Buechley e concebida em colaboração por Leah e Spark Fun, em que cada LilyPad foi concebida de forma criativa para ter grandes almofadas de ligação que permitem a sua costura na cloThing. Além disso, estão disponíveis várias placas de entrada, alimentação, saída e sensores. Até são laváveis.

Fig. 4.3 Sensor de temperatura LilyPad

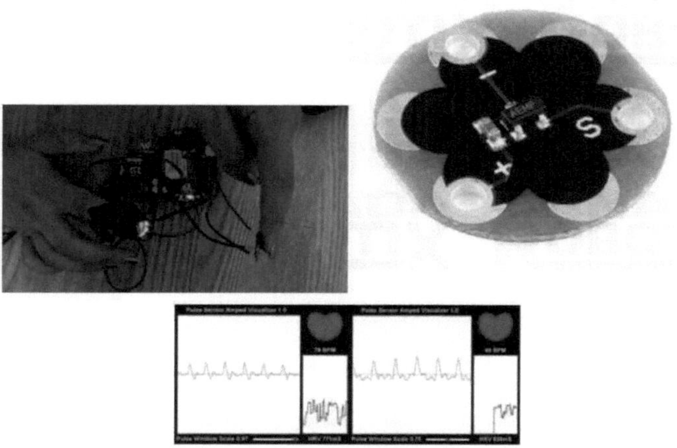

4.2.2 Aplicação de monitorização online baseada na Web

Os médicos e os enfermeiros dispõem de uma aplicação simples baseada na Web para acompanhar e monitorizar o estado de saúde dos doentes.

A aplicação Web implementada é acessível através de um navegador Web normal, de smartphones e de tablets. O estilo de arquitetura de software REST (RESTful) foi adaptado para garantir que a aplicação Web resultante é escalável e flexível. Além disso, a comunicação entre os módulos da aplicação Web utiliza a representação de dados JSON. Além disso, o sistema implementado baseia-se na conhecida arquitetura de três camadas:

1. O front-end representa a página Web acessível aos médicos e enfermeiros. Esta parte utiliza várias tecnologias Web, tais como HTML5 (Hypertext Transfer Markup Language versão 5), CSS (Cascading Style Sheet), a biblioteca de software de código aberto JQuery e a linguagem de programação do lado do cliente JavaScript. No entanto, é mantido um canal de comunicação de dados bidirecional entre este pneu e o pneu do meio através da tecnologia JavaScript assíncrona AJAX. A página web final é

responsiva e funciona em smartphones, tablets e PCs normais.

2. O pneu intermédio que aloja a lógica do servidor principal foi desenvolvido utilizando a linguagem de programação PHP e esta lógica foi implantada num servidor Web Apache. Este pneu utiliza o estilo RESTful para expor a sua funcionalidade interna à página Web do lado do cliente e utiliza o controlador nativo MySQL para PHP, a fim de armazenar e recuperar dados.
3. O pneu back-end que aloja o servidor da base de dados MySQL e esta base de dados é utilizada para armazenar todos os dados dos doentes, os utilizadores do sistema (médicos, doentes e enfermeiros), os perfis médicos dos doentes e os alertas correspondentes. A conceção deste módulo baseia-se numa estrutura de base de dados relacional. No entanto, os registos de dados de saúde e as informações de posicionamento dos doentes são marcados com a hora utilizando a hora de referência UTC padrão.

4.3 Sistema de monitorização da saúde nos primeiros dias

Os sistemas de monitorização da saúde estão a ganhar importância à medida que a população idosa universal em rápido desenvolvimento aumenta os pedidos de cuidados de saúde. As tecnologias da informação registaram um rápido desenvolvimento inter-plataformas e inter-funcionais, por exemplo, no domínio dos sensores, da nanotecnologia e das bioindústrias. Com base na análise de dados mundiais sobre o peso global da hipertensão e das doenças cardíacas, o estudo mostra que a tensão arterial elevada ou hipertensão afecta mais de mil milhões de pessoas em todo o mundo.

Para além das doenças cardíacas causadas pela hipertensão, a pressão arterial elevada pode ser um fator e um atributo para causar muitas outras doenças, tais como aneurismas de AVC, coração isquémico e doença renal. Um mapa mundial mostra a distribuição das doenças causadas pela tensão arterial elevada.

O objetivo deste projeto é fornecer uma nova plataforma baseada na nuvem para observar um paciente que sofre de uma doença específica, por exemplo, tumor, diabetes e outras. Esses indivíduos precisam de serviços medicinais ininterruptos que não podem ser prestados fora dos hospitais. Os vários sensores de sinais vitais são o sensor de glucómetro, o sensor de fluxo de ar e o sensor de acelerómetro, que são utilizados como parte do sistema proposto. Depois de os sensores médicos ligados ao corpo do doente recolherem e transmitirem os dados médicos para a nuvem, as instalações que se encontram nesta nuvem são responsáveis pela receção, armazenamento, processamento e divulgação destas informações. Partimos do princípio de que esta solução oferece um cenário adequado para prestar um serviço de telemedicina abrangente que automatiza os procedimentos desde a recolha de informações sobre o paciente até à tomada de decisões médicas perfeitas com base nas condições actuais do paciente e nas suas informações médicas históricas. A utilização do protocolo ZigBee neste sistema torna a rede de sensores sem fios adequada para a transmissão de informações, permitindo ainda o tratamento, a representação, os avisos e as notificações de informações adicionais.

Os RFIDs funcionam com etiquetas de radiofrequência para aprender contadores reais, e um sensor RFID passa conhecimento entre um leitor e um objeto, além de detetar, rastrear e classificar. A ciência da IoT pode produzir um enorme conhecimento sobre o indivíduo, o tempo, as coisas e o espaço. Mesmo unindo a atual ciência da Web e a IoT, define-se uma utilização radical e uma enorme quantidade de área definida em sensores de carga de base e comunicação sem fios. O protocolo Internet v6 e a Nuvem contribuem para o progresso da fusão da Web e da IoT. Está a dotar de potencialidades adicionais a montagem de conhecimentos, o tratamento e a administração de informações e vários serviços novos. O IPv6 é utilizado para reconhecer um objeto que se liga à IoT.

4.4 Trabalhos relacionados

Vários tipos de investigação científica estão a explorar actuadores, sensores e redes para serviços médicos. Outros empreendimentos estão preocupados em melhorar os sensores médicos, e outros criaram modelos para monitorizar a atividade diária de um determinado doente no posto médico ou em casa, recolher dados do utilizador e apresentar alguns gráficos relacionados, a fim de incentivar os utilizadores a manterem-se atentos às suas condições de saúde, fornecendo um feedback semanal.

Mikhail St-Denis concebeu um projeto de linha Life que pode monitorizar o ritmo cardíaco, os níveis de açúcar no sangue e a temperatura do corpo humano, utilizando uma tecnologia de comunicação sem fios para sincronizar e apresentar esta informação num telemóvel inteligente ou num computador normal.

A aprovação do sinal respiratório obtido a partir da aceleração do entalhe supraesternal foi examinada para três posições corporais distintas, por exemplo, supina, lado esquerdo e prona. Demonstram que existe uma elevada correlação entre a respiração conduzida pelo acelerómetro e a espirometria em todas as condições. O armazenamento e o processamento da informação são efectuados num computador com um instrumento virtual Lab VIEW personalizado. Daniel Sanchez Morillo et al.

O segmento respiratório é realizado com o acelerómetro montado no ponto supraesternal dos indivíduos em posição supina. Os seus resultados demonstram a praticidade da execução de um aparelho versátil baseado na acelerometria para o registo da respiração. A aquisição de informação é concluída com uma estrutura mais pequena e uma estação de trabalho portátil onde a informação foi armazenada para ser utilizada mais tarde.

Niranjana apresenta um sistema IoT inteligente de cuidados de saúde ao domicílio. Para o sistema de cuidados de saúde ao domicílio, Niranjana utiliza uma Medical Box (iMedBox), que é um sistema IoT de saúde, e o iGATE way, que actua como um gateway de cuidados de saúde ao domicílio. Sensores vestíveis e embalagens inteligentes de medicamentos (immediacy)] são acoplados com êxito à iMedBox através de uma rede diversificada, que se coaduna bem com vários princípios sem fios apresentados. O iMedPack está ligado à iMedBox através de uma ligação RFID para apoiar os utilizadores com a sua receita médica.

O projeto apresentado por Istepanian et al. propôs um design eficaz denominado 6LoWPAN. Esta arquitetura foi concebida através da utilização da IdC para os doentes diabéticos, utilizando um sensor de glicose em tempo real. A arquitetura 6LoWPAN utiliza a linguagem Java para a implementação e utiliza as cinco camadas: Aplicação, transporte, rede, adaptação e camada física de ligação. Este esquema tem o inconveniente de não gerar um sinal sonoro, embora a situação do doente seja grave.

O projeto apresentado por Valerie et.al é um sistema de monitorização cardíaca individual que utiliza sensores sem fios e telefones inteligentes. Este sistema foi concebido para detetar as arritmias presentes no sinal ECG. Este sistema tem um sistema de alarme que dá o aviso ao paciente.

CAPÍTULO 5

CONCEPÇÃO DO SISTEMA

5.1 Introdução

Esta secção apresenta uma visão geral da estrutura do sistema proposto e explica os principais blocos de construção e as relações de interligação entre os blocos do sistema. O principal objetivo do sistema proposto é abranger uma aplicação de saúde inteligente de ponta a ponta que pode ser construída a partir de dois blocos funcionais. No entanto, a principal função do primeiro bloco de construção é recolher todos os dados sensoriais relacionados com as pessoas monitorizadas, ao passo que as funções do segundo bloco são armazenar, processar e apresentar as informações resultantes desta fase aos médicos e ao pessoal do infantário que acompanham o caso da pessoa monitorizada.

Como se pode ver na figura, que ilustra o modelo geral, quando o ritmo cardíaco do paciente se altera gravemente, o Arduino, que registou as leituras dos sensores de pulso e de temperatura LilyPad, ordena ao escudo GSM que envie uma mensagem SMS com estas leituras, a identificação do paciente e a localização do paciente, que foi obtida através do escudo GPS, para o telemóvel do médico, que, por sua vez, envia uma ambulância para o local onde se encontra o paciente.

Placa incorporada inteligente (SEB):

Esta subsecção apresenta os pormenores dos componentes de hardware utilizados para compor um quadro inteligente ligado ao corpo humano. Periodicamente, o quadro inteligente detecta as condições de saúde humana utilizando vários dispositivos sensores dedicados e, em seguida, transmite os dados brutos detectados à aplicação do servidor backend utilizando SMS GSM.

Microcontrolador: É a parte central da conceção do SEB; o microcontrolador actua como o cérebro da placa inteligente que contém a lógica do fluxograma da placa principal. No entanto, há muitos microcontroladores disponíveis no mercado que podem desempenhar bem a lógica da placa principal, como o PIC, o Beagle-Bone e o Arduino. Para efeitos de demonstração, a escolha recai sobre o Arduino devido às suas especificações e simplicidade de utilização. A placa Arduino Uno é baseada no microcontrolador ATmega32, que possui um conjunto de 14 pinos digitais de entrada/saída, em que 6 dos 14 podem ser utilizados como pinos de saída PWM, além disso, a placa do microcontrolador possui 6 entradas analógicas, uma ressonância cerâmica de 16 MHz, uma interface USB, uma tomada de alimentação DC, um botão de reset e um cabeçalho ICSP. A interface USB simplifica a ligação do microcontrolador ao computador, podendo também servir de fonte de alimentação para a placa do microcontrolador.

MÓDULO GPS/GPRS/GSM V3.0: Este é um escudo GPS / GPRS / GSM daDFRobot é um motor Quadband GSM / GPRS que funciona nas frequências EGSM 900MHz/DCS 1800MHz e GSM850 MHz / PCS 1900MHz. Também suporta a tecnologia GPS para navegação por satélite. Envio de mensagens através da rede GSM controlado por comandos AT (GSM07.07, 7:05 e comandos AT melhorados SIMCOM). O design do shield permite controlar a função GSM e GPS diretamente com qualquer computador e placa Arduino. A proteção GPS/GPRS/GSM inclui uma antena SMD de alto ganho para GPS e GSM. A despesa de consumo do SIM548C é um chip incorporado da SIMCom.

Sensor de pulso de batimento cardíaco*:* O sensor de frequência cardíaca, considerando que a medição da pulsação não é uma tarefa fácil; o sensor de pulsação mede a frequência cardíaca opticamente, amplifica o sinal e elimina o ruído ligando o sensor diretamente ao Arduino ou a qualquer outro controlador com tensões de funcionamento de 3 a 5V. Basta ligar o sensor à orelha ou ao dedo e ter em conta que o comprimento máximo do fio é de cerca de 60 cm.

Sensor de temperatura do corpo humano*:* A deteção de alterações de temperatura tornou-se mais fácil com o MCP9700, que é um pequeno sensor de temperatura do tipo termóstato. A saída será de 0,5 V a 0 graus C, 0,75 V a 25 C e 10mV por grau C. Fazendo uma conversão analógica para digital na linha de sinal, será possível estabelecer a temperatura ambiente local. Detetar o toque físico com base no calor do corpo e nas condições ambientais com este pequeno sensor. Também o LilyPad, tal como apresentado, é uma tecnologia de têxteis electrónicos para vestir desenvolvida por Leah Buechley e concebida em cooperação por Leah e Spark Fun, em que cada LilyPad foi concebido de forma criativa para ter grandes almofadas de ligação que permitam a sua costura em citações. Além disso, estão disponíveis várias placas de entrada, alimentação, saída e sensores. Até são laváveis.

Aplicação de monitorização online baseada na Web:

Os médicos e os enfermeiros dispõem de uma aplicação simples baseada na Web para acompanhar e monitorizar o estado de saúde dos pacientes. A aplicação Web implementada é acessível através de um navegador Web normal, de smartphones e de tablets. O estilo de arquitetura de software REST (RESTful) foi adaptado para garantir que a aplicação Web resultante é escalável e flexível. Além disso, a comunicação entre os módulos da aplicação Web utiliza a representação de dados JSON. Além disso, o sistema implementado baseia-se na conhecida arquitetura de três camadas:

1. O front-end representa a página Web acessível aos médicos e enfermeiros. Esta parte utiliza várias tecnologias Web, tais como HTML5 (Hypertext Transfer Markup Language versão 5), CSS (Cascading Style Sheet), a biblioteca de software de código aberto JQuery e a linguagem de programação do lado do cliente JavaScript. No entanto, é mantido um canal de comunicação de dados bidirecional entre este pneu e o pneu do meio através da tecnologia JavaScript assíncrona AJAX. A página web final é responsiva e funciona em smartphones, tablets e PCs normais.
2. O pneu intermédio que aloja a lógica do servidor principal foi desenvolvido utilizando a linguagem de programação PHP e esta lógica foi implantada num servidor Web Apache. Este pneu utiliza o estilo RESTful para expor a sua funcionalidade interna à página Web do lado do cliente e utiliza o controlador nativo MySQL para PHP, a fim de armazenar e recuperar dados.
3. O pneu back-end que aloja o servidor da base de dados MySQL e esta base de dados é utilizada para armazenar todos os dados dos doentes, os utilizadores do sistema (médicos, doentes e enfermeiros), os perfis médicos dos doentes e os alertas correspondentes. A conceção deste módulo baseia-se numa estrutura de base de dados

relacional. No entanto, os registos de dados de saúde e as informações de posicionamento dos doentes são marcados com a hora utilizando a hora de referência padrão UTC.

Além disso, existem quatro verbos que podem ser utilizados para transferir e manipular qualquer representação de recursos. Finalmente, a palavra CRUD refere-se a estes quatro verbos e a letra C vem de create (criar), R de read (ler), U de update (atualizar) e D de delete (apagar).

No estilo de arquitetura de software RESTful, tudo é um recurso e para cada recurso existe um URI (Universal Resource Identifier) que representa o endereço único do recurso correspondente.

5.2 ARQUITECTURA DO SISTEMA

A figura 5.1 seguinte mostra a arquitetura do sistema:

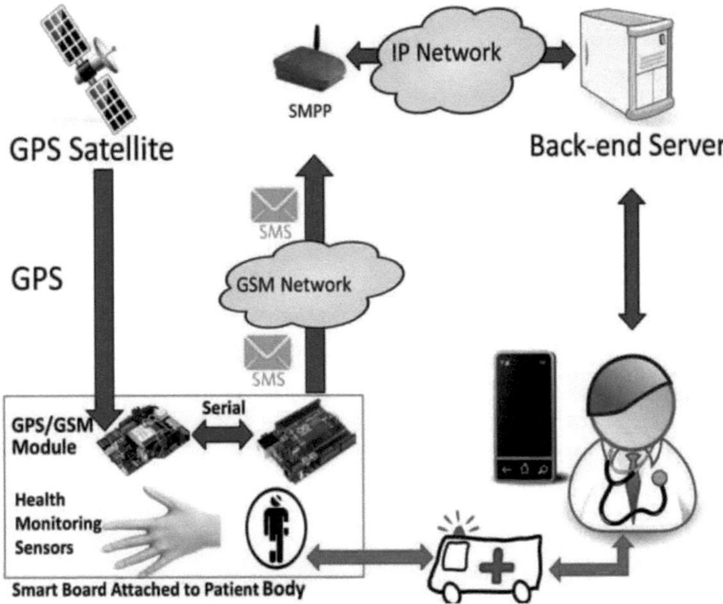

Fig. 5.1 Arquitetura do sistema

- **Obstáculos:** portas, janelas

- **Um servidor:** armazenará as informações da aplicação e será a base da aplicação Web
- **Sensores:** utilizados para ligar a dispositivos de domótica. Serão colocados em janelas e portas e talvez em alguns electrodomésticos
- **Banda inteligente:** para monetarizar os movimentos do utilizador sonâmbulo. Algo para controlar a abertura ou o fecho dos elementos da casa que sejam perigosos
- **Aplicação Web/aplicação móvel:** para permitir que o utilizador interaja e configure a aplicação. Na primeira implementação, desenvolveremos a aplicação Web, a aplicação móvel será implementada na segunda versão
- **Actuadores:** executam a ação quando esta é necessária
- **Dispositivos móveis ou computadores Android:** para visualizar informações úteis do

sistema

- **Aplicação Web:** Será utilizada para apresentar informações que mostrem ao utilizador os seus movimentos durante a noite. O utilizador poderá criar um perfil e configurar a aplicação. Além disso, o utilizador poderá ler algumas informações sobre o sonambulismo.
- **Aplicação móvel:** Será utilizada para apresentar informações num smartphone ou tablet Android que mostre ao utilizador os seus movimentos durante a noite
- **Comunicação entre os componentes acima referidos:** O servidor REST armazena os movimentos do utilizador e as reacções dos obstáculos (portas e janelas) numa base de dados. As aplicações lêem essa informação da base de dados e mostram-na ao utilizador.
- **Nuvem:** A nuvem sincronizará todos os dados, reduzindo assim os custos e os problemas de perda de dados.

5.3 GRÁFICO DE FLUXO

A figura 5.2 seguinte representa o fluxograma do sistema:

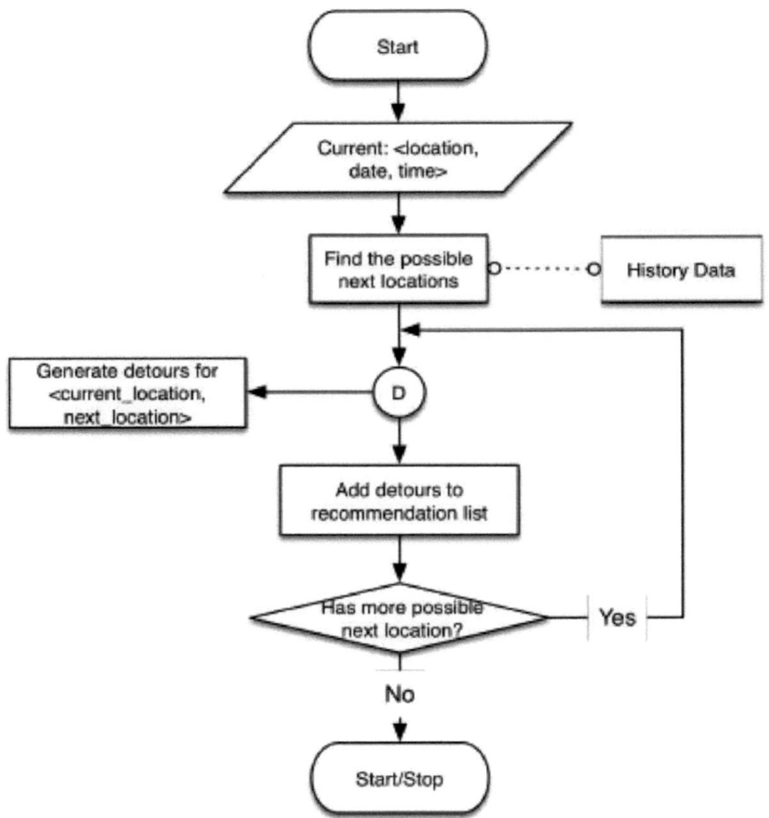

Fig. 5.2 Fluxograma

CAPÍTULO 6

IMPLEMENTAÇÃO DO SISTEMA

6.1 Introdução

Os dispositivos vestíveis estão atualmente no centro de quase todas as discussões relacionadas com a Internet das Coisas. A necessidade de auto-monitorização da saúde e de medicina preventiva está a aumentar devido ao aumento dramático previsto do número de pessoas idosas até 2020. As tecnologias desenvolvidas são verdadeiramente capazes de reduzir os custos globais de prevenção e monitorização. Isto é possível através da monitorização constante dos indicadores de saúde em várias áreas e, em particular, os dispositivos portáteis são considerados para levar a cabo esta tarefa. Estes dispositivos vestíveis e aplicações móveis foram agora integrados com a telemedicina e a telessaúde de forma eficiente, para estruturar a Internet médica das coisas. Este projeto analisa os dispositivos vestíveis de cuidados de saúde, tanto em projectos científicos como em esforços comerciais.

Os dispositivos portáteis são atualmente utilizados para uma vasta gama de observações no domínio dos cuidados de saúde. Um dos elementos mais importantes e essenciais na recolha de dados é o sensor. Nos últimos anos, com a melhoria da tecnologia dos semicondutores, os sensores tornaram mais fácil a investigação de uma vasta gama de parâmetros.

No mundo atual, em que o tempo é precioso, as pessoas, especialmente a classe trabalhadora, passam a maior parte do dia a deslocar-se entre várias tarefas e tendem a ignorar a sua saúde e boa forma física. Mesmo uma simples consulta com um médico numa clínica pode exigir a realização de vários exames para diagnóstico, prescrição e, finalmente, tratamento, o que pode levar muito tempo. Por isso, muitos doentes só vão a uma clínica quando estão a sofrer de uma doença grave. Assim, muitas pessoas procuram uma alternativa, como um dispositivo que possa ser usado no corpo e que não só monitorize continuamente a saúde do utilizador em tempo real, como também forneça informações atempadas sobre vários parâmetros de saúde ao utilizador e ao seu médico.

6.2 Visão geral do ambiente do projeto

Neste projeto, descreve-se como utilizar as tecnologias disponíveis, incluindo dispositivos vestíveis, como os relógios inteligentes, para reduzir o risco de morte súbita em doentes com batimentos cardíacos e temperatura, utilizando um novo algoritmo. Com os recentes avanços nas tecnologias de sensores, muitos relógios inteligentes têm capacidades de deteção precisas e compatibilidade de ligação a redes de coração e pulso. Além disso, o mercado competitivo dos relógios inteligentes torna-os amplamente disponíveis e relativamente baratos. Entre todos os sensores de um relógio inteligente, foram utilizados o acelerómetro, o sensor de frequência cardíaca e o sensor de humidade para detetar as condições físicas do paciente e desenvolver uma aplicação para relógios inteligentes. Resultados da aplicação: A aplicação pode informar o doente ou os familiares, verificando os dois sintomas de hiper-hipoglicemia, se houver suspeita de coma diabético.

Se o doente ou os familiares não responderem ao alarme gerado, o sistema tenta contactar outros familiares ou centros de emergência. Lógica de funcionamento da aplicação: Utilizando os sensores do relógio inteligente, foram utilizadas três respostas do corpo no fluxograma do algoritmo. O primeiro passo é a ausência de movimento, que é detectada pelo acelerómetro e indica o estado de sono, repouso ou coma. Utilizando uma leitura de dados adequada, é até possível detetar tremores a partir de movimentos à escala centimétrica, que são atualmente utilizados por muitos para qualificar o sono dos utilizadores. O programa inicia-se automaticamente após a deteção de uma atividade. Após um período ativo, será avaliada a imobilidade do doente. Se a aplicação detetar uma condição de imobilidade durante alguns minutos, começa a ler os dados do ritmo cardíaco. Se não houver sinal de frequência cardíaca, a aplicação termina e recomeça com outro sinal de atividade. Isto acontece sobretudo quando o doente retira o dispositivo. Isto significa que usar o dispositivo é um passo obrigatório para ativar a aplicação e até o dispositivo pode lembrar o doente de o usar se estiver na hora de dormir. Mas se o sensor de frequência cardíaca funcionar, a aplicação avaliará continuamente a frequência cardíaca. A taquicardia é um dos sintomas de hiper ou hipoglicemia e ajuda a monitorizar as condições extremas de um doente diabético (5, 6). No entanto, pode ocorrer em caso de consumo de cafeína, tabagismo, pesadelo ou outras condições patológicas.

A aplicação avaliaria um aumento do ritmo cardíaco combinado com a imobilidade do doente como sinal preditivo de coma ou de um estado perigoso e accionaria o alarme. Além disso, alguns relógios inteligentes estão equipados com um sensor de humidade com a capacidade de detetar a humidade da pele. Este sensor único

A propriedade também pode detetar a humidade da pele, que é um sinal de transpiração excessiva em doentes diabéticos hipoglicémicos. Por conseguinte, a aplicação avalia a humidade da pele de um doente imóvel e um aumento invulgar da humidade da pele será também avaliado como um estado de perigo, o que leva à ativação de um alarme. Ao acionar um alarme sonoro, o doente ou os seus familiares podem desativar o alarme, monitorizar a sua glicemia e/ou iniciar outra intervenção médica.

Se a aplicação não receber qualquer resposta, o segundo sistema de alarme será ativado no espaço de um minuto. Neste passo, a aplicação acederá diretamente à rede celular e tentará contactar (chamada ou mensagem) os números da sua base de dados, incluindo o número de emergência nacional, de forma ordenada. O sistema de alarme de duas camadas impede que a aplicação efectue chamadas desnecessárias em caso de erro ou de outros eventos. avaliação funcional utilizando relógios inteligentes com sensores de frequência cardíaca e de movimento: Para testar a funcionalidade da aplicação, foi utilizado um relógio inteligente Samsung com sensor de frequência cardíaca e acelerómetro. Para simular uma situação real, uma pessoa saudável treinou numa passadeira para aumentar o ritmo cardíaco, enquanto fixava a mão no guiador para evitar qualquer movimento. Resultados Utilizando o algoritmo acima referido, foi executada uma aplicação no relógio inteligente Samsung Galaxy e no telemóvel do seu coordenador.

A aplicação accionava o alarme após alguns minutos de prática, seguido de uma chamada para um número de telefone atribuído. Conclusão As tecnologias atualmente disponíveis para reduzir as complicações de risco após a diabetes e o coma diabético baseiam-se na monitorização contínua da glicose. No entanto, esses dispositivos têm um custo inicial e de manutenção elevado, o que constitui o principal obstáculo à sua utilização pelos doentes diabéticos em famílias com baixos rendimentos e nos países em desenvolvimento. Por conseguinte, muitos doentes diabéticos são vulneráveis ao coma diabético e a complicações conexas. Até à data, não existe uma solução amplamente acessível e barata para reduzir o risco de complicações após o coma diabético. Com a disponibilidade generalizada de relógios inteligentes, foi proposta uma solução para reduzir essas incidências em caso de coma diabético.

Embora este algoritmo e a respectiva aplicação não possam garantir a cobertura de todas as condições de coma diabético, devido ao mau funcionamento dos sensores ou à ausência dos sintomas supramencionados nos doentes, podem potencialmente detetar condições invulgares dos doentes. Uma vez que, de momento, não existem outros meios para ajudar o dispositivo em tais incidências, acreditamos que, se este sistema de monitorização for amplamente utilizado por doentes diabéticos, poderá ter um enorme impacto na sua saúde e danos adicionais. Tendo em conta as estatísticas actuais sobre a diabetes, em que 382 milhões de pessoas vivem com diabetes no mundo, salvar a vida de uma pequena parte dos doentes significa salvar milhares de vidas todos os anos. Além disso, a disponibilidade generalizada de relógios inteligentes a preços acessíveis para as famílias com baixos rendimentos poderia contribuir para que estas aplicações se difundissem facilmente.

O objetivo final deste projeto é estimular as ONG, as associações, os criadores e os fabricantes a utilizarem algoritmos semelhantes e a implementarem aplicações disponíveis gratuitamente para diferentes dispositivos electrónicos inteligentes portáteis, como um sistema de monitorização axial para o tratamento da diabetes. Por último, o autor gostaria de indicar que este algoritmo e a respectiva aplicação não são um dispositivo médico e devem ser utilizados como um sistema de monitorização da saúde para complementar a monitorização da diabetes em condições críticas e extremas.

6.3 Análise de desempenho

Os sistemas de monitorização da saúde estão a ganhar importância à medida que a população idosa universal em rápido desenvolvimento aumenta os pedidos de cuidados de saúde. As tecnologias da informação registaram um rápido desenvolvimento inter-plataformas e inter-funcionais, por exemplo, no domínio dos sensores, da nanotecnologia e das bioindústrias. Com base na análise de dados mundiais sobre o peso global da hipertensão e das doenças cardíacas, o estudo mostra que a tensão arterial elevada ou hipertensão afecta mais de mil milhões de pessoas em todo o mundo.

Para além das doenças cardíacas causadas pela hipertensão, a pressão arterial elevada pode ser um fator e um atributo para causar muitas outras doenças, tais como aneurismas de AVC, coração isquémico e doença renal. Um mapa mundial mostra a distribuição das doenças causadas pela tensão arterial elevada.

O objetivo deste projeto é fornecer uma nova plataforma baseada na nuvem para observar um paciente que sofre de uma doença específica, por exemplo, tumor, diabetes e outras. Esses indivíduos precisam de serviços medicinais ininterruptos que não podem ser prestados fora dos hospitais. Os vários sensores de sinais vitais são o sensor de glucómetro, o sensor de fluxo de ar e o sensor de acelerómetro, que são utilizados como parte do sistema proposto. Depois de os sensores médicos ligados ao corpo do doente recolherem e transmitirem os dados médicos para a nuvem, as instalações que se encontram nesta nuvem são responsáveis pela receção, armazenamento, processamento e divulgação destas informações. Partimos do princípio de que esta solução oferece um cenário adequado para prestar um serviço de telemedicina abrangente que automatiza os procedimentos desde a recolha de informações sobre o paciente até à tomada de decisões médicas perfeitas com base nas condições actuais do paciente e na sua informação médica histórica. A utilização do protocolo ZigBee neste sistema torna a rede de sensores sem fios adequada para a transmissão de informações, permitindo ainda o tratamento, a representação, os avisos e as notificações de informações adicionais.

Os RFIDs funcionam com etiquetas de radiofrequência para aprender contadores reais, e um sensor RFID passa conhecimento entre um leitor e um objeto, além de detetar, rastrear e classificar. A ciência da IoT pode produzir um enorme conhecimento sobre o indivíduo, o tempo, as coisas e o espaço. Mesmo unindo a atual ciência da Web e a IoT, define-se uma utilização radical e uma enorme quantidade de área definida em sensores de carga de base e comunicação sem fios. O protocolo Internet v6 e a Nuvem contribuem para o progresso da fusão da Web e da IoT. Está a dotar de potencialidades adicionais a montagem de conhecimentos, o tratamento e a administração de informações e vários serviços novos. O IPv6 é utilizado para reconhecer um objeto que se liga à IoT.

6.3.1 Parâmetros de simulação

Vários tipos de investigação científica estão a explorar actuadores, sensores e redes para serviços médicos. Outros empreendimentos estão preocupados em melhorar os sensores médicos, e outros criaram modelos para monitorizar a atividade diária de um determinado doente no posto médico ou em casa, recolher dados do utilizador e apresentar alguns gráficos relacionados, a fim de incentivar os utilizadores a manterem-se atentos às suas condições de saúde, fornecendo um feedback semanal.

Mikhail St-Denis concebeu um projeto de linha Life que pode monitorizar o ritmo cardíaco, os níveis de açúcar no sangue e a temperatura do corpo humano, utilizando uma tecnologia de comunicação sem fios para sincronizar e apresentar esta informação num telemóvel inteligente ou num computador normal.

A aprovação do sinal respiratório obtido a partir da aceleração do entalhe supraesternal foi examinada para três posições corporais distintas, por exemplo, supina, lado esquerdo e prona. Demonstram que existe uma elevada correlação entre a respiração conduzida pelo acelerómetro e a espirometria em todas as condições. O armazenamento e o processamento da informação são efectuados num computador com um instrumento virtual Lab VIEW personalizado. Daniel Sanchez Morillo et al.

O segmento respiratório é realizado com o acelerómetro montado no ponto supraesternal dos indivíduos em posição supina. Os seus resultados demonstram a praticidade da execução de um aparelho versátil baseado na acelerometria para o registo da respiração. A aquisição de informação é concluída com uma estrutura mais pequena e uma estação de trabalho portátil onde a informação foi armazenada para ser utilizada mais tarde.

Niranjana apresenta um sistema IoT inteligente de cuidados de saúde ao domicílio. Para o sistema de cuidados de saúde ao domicílio, Niranjana utiliza uma Medical Box (iMedBox), que é um sistema IoT de saúde, e o iGATE way, que actua como um gateway de cuidados de saúde ao domicílio. Sensores vestíveis e embalagens inteligentes de medicamentos (immediacy)] são acoplados com êxito à iMedBox através de uma rede diversificada, que se coaduna bem com vários princípios sem fios apresentados. O iMedPack está ligado à iMedBox através de uma ligação RFID para apoiar os utilizadores com a sua receita médica.

O projeto apresentado por Istepanian et al. propôs uma conceção eficaz denominada 6LoWPAN. Esta arquitetura foi concebida através da utilização da IdC para os doentes diabéticos, utilizando um sensor de glicose em tempo real. A arquitetura 6LoWPAN utiliza a linguagem Java para a implementação e utiliza as cinco camadas: Aplicação, transporte, rede, adaptação e camada física de ligação. Este esquema tem o inconveniente de não gerar um sinal sonoro, embora a situação do doente seja grave.

O projeto apresentado por Valerie et.al é um sistema de monitorização cardíaca individual que utiliza sensores sem fios e telefones inteligentes. Este sistema foi concebido para detetar as arritmias presentes no sinal ECG. Este sistema tem um sistema de alarme que dá o aviso ao paciente.

6.3.2 Comparação entre o atual e o proposto

A indústria dos cuidados de saúde tem estado perpetuamente na vanguarda da adoção e utilização das tecnologias da informação e da comunicação (TIC) para a administração e tratamento eficientes dos cuidados de saúde. A evolução recente das TIC e o aparecimento da Internet das Coisas (IoT) abriram novas vias para a investigação e a exploração em todos os domínios, incluindo o sector médico e da saúde. Os hospitais começaram a utilizar os instrumentos celulares para fins de comunicação e, para o efeito, a Internet das coisas (IoT) foi utilizada e combinada com nós sensores Wi-Fi, nomeadamente RFID, etiquetas NFC e pequenos nós sensores. A utilização de um agente celular no procedimento de cuidados de saúde em ambiente comunitário Wi-Fi dá a oportunidade de explorar serviços melhorados para os pacientes e pessoal, lembrando os profissionais médicos e enfermeiros, dada a sua mobilidade. Neste projeto, é apresentado um novo método para utilizar a IoT no domínio dos cuidados de saúde científicos e artesanais. A maior parte dos inquéritos realizados incidem sobre as diferentes abordagens em matéria de cuidados de saúde utilizadas na IoT, tais como a monitorização do bem-estar sem fios, os cuidados de saúde em U, os cuidados de saúde electrónicos e as técnicas de cuidados de saúde favoráveis à idade. Este projeto descreve e propõe um ciclo de existência completo de monitorização e um sistema eficaz de monitorização dos cuidados de saúde concebido através da utilização da IoT e de etiquetas RFID. Os resultados experimentais neste projeto mostram a saída robusta contra várias emergências médicas. Neste sistema, para obter resultados de avaliação verosímeis, supervisionar e pesar o estado de saúde do paciente e aumentar o poder da IoT, é apresentada a combinação de microcontrolador com sensores.

6.4 Resumo

Este telemóvel android pode trabalhar com RFID através da Internet. O RFID detecta o parâmetro e envia-o para o dispositivo móvel. Para o fazer, os pacientes têm de estar ao alcance do RFID, estes dispositivos são colocados à entrada ou no local pretendido pelos pacientes.

Inicialmente, a fiabilidade é verificada através do modelo Wi-Fi BAN, sem quantidade de actuadores relacionados com os sistemas. Seis actuadores ou sensores são colocados no corpo dos casos humanos. Todos estes sensores trabalham de forma exaustiva e adquirem as respectivas leituras da situação anatómica dos casos e transmitem factos particulares a um smartphone androide através de ADC, microcontrolador, Bluetooth ou associação RFID. Neste projeto, mede-se a temperatura e os batimentos cardíacos de um paciente.

Após o clique no aplicativo Android da área do corpo, em seguida, vem a janela abaixo no telefone Android. Enquanto nos candidatamos à solicitação no smartphone Android, o log de opções do utilitário é iniciado. O sistema inclui três argumentos: endereço IP, número de telemóvel e ID de e-mail. A identidade única do profissional médico do sistema é dada pelo endereço IP, que observa os argumentos anatômicos dos casos.

O sistema de alerta por SMS passa pelo esquema de aplicação para o primeiro indivíduo fundamental, cuja sequência é a primeira na utilidade da aplicação. Do ponto de vista do ser humano, este sistema de alerta é benéfico. As condições de risco do doente podem ser geridas ou tratadas de forma competente com este sistema de alerta e a equipa médica chega o mais rapidamente possível ao local onde se encontra o doente. Mostra o ecrã de atividade do Android utilizado para registar o utilizador que irá receber os alertas SMS. Mostra as definições de limiar para diferentes parâmetros médicos. Uma vez definidos os valores-limite, as variações detectadas são comunicadas por SMS aos telemóveis registados no ecrã de atividade do Android. Mostra o SMS quando o valor aumenta em relação aos valores-limite. Mostra as formas de onda da temperatura e dos batimentos cardíacos. O correio eletrónico é enviado ao perito. Os valores dos parâmetros fisiológicos do doente são enviados para o servidor clínico ou para o PC do utilizador através de Wi-Fi a partir do smartphone androide. Aqui, o PC do utilizador é utilizado para visualizar e monitorizar continuamente os parâmetros fisiológicos do doente pelo utilizador.

CAPÍTULO 7

CONCLUSÃO E TRABALHO FUTURO

Para a identificação do dispositivo e o tratamento da informação de um equipamento utilizam-se RFID, WSN, etc. A rede de área corporal (BAN) contribuirá com uma responsabilidade significativa no apoio a um vasto leque de recursos, sendo os aparelhos exercidos no território ou implantados no interior do corpo. No entanto, os actuais sistemas de saúde electrónicos não utilizam telemóveis, tablets ou PC para transmitir dados essenciais relacionados com a saúde dos pacientes. Neste sistema proposto, propomos que a informação sobre a saúde de um doente seja transmitida aos profissionais de saúde através de telemóveis inteligentes que utilizam a IoT. Esta abordagem irá supervisionar virtuosamente os argumentos anatómicos dos casos e quaisquer variações nos parâmetros pré-definidos irão desencadear alertas que serão enviados para o profissional médico. A associação do WEAN a um smartphone Android traz uma enorme praticidade. Assim, este sistema eletrónico de saúde tem a capacidade de ser aceite em todo o mundo. Além disso, a abordagem proposta pode acumular factos do paciente e ser reclamada por mais interessados no próximo ano.

REFERÊNCIAS

[1] Sarwant Singh,Smart Cities -A$1.5Trillion Market Opportunity, Acedido em: (29/11/2015), disponível em http://www.forbes.com/sites/sarwantsingh/2014/06/19/smart-cities-a-1-5-trillion- market-opportunity/

[2] MikhailSt-Denis,LifeLine,Acedido em: (29/11/2015),disponível http://www.mikhailstdenis.com/projects/personalLifeLine.html

[3] Eckerson, Wayne W. "Three tier client/server architectures: achieving scalability, performance, and efficiency in client/server applications." Open Information Systems 3.20 (1995): 46-50.

[4] P. M. Kearney, M. Whelton, K. Reynolds, P. Muntner, P. K. Whelton e J. He, Global burden of hypertension: analysis of worldwide data, Elsevier Ltd, 15 de janeiro de 2005.

[5] A. V. Chobanian, The Seventh Report of the Joint National Committee on Prevention, Detection, Evaluation, and Treatment of High Blood Pressure, JAMA, the Journal of the American Medical Association, 21 de maio de 2003.

[6] W. Kannel e J. Cobb, Left ventricular hypertrophy and mortalityresults from the Framingham Study,1992.

[7] Organização Mundial de Saúde, The Global Burden of Disease, 2008.

[8] Organização Mundial de Saúde, Estimativas nacionais de doenças e lesões, 2009.

[9] Behance, LifeLine on Behance, Acedido em: (13/11/2015), disponível em http://www.behance.net/Gallery/LifeLinea/321119.

[10] Angel, Lumo Run - Revolutionary Smart Running Shorts, Acedido em: (13/11/2015), disponível em http://www.lumobodytech.com/.

[11] Thepu, how mobile is making us healthier, Acedido: (13/11/2015), disponível em http://thepu.sh/trends/take-two-wearables-and-call-mein-the-morning-how-mobile-is-making-us- healthier/.

[12] Arduino Uno, Arduino - ArduinoBoardUno, Acessado: (13/11/2015), disponível em https://www.arduino.cc/en/Main/ArduinoBoardUno.

[13] Dfrobot, Módulo GPS/GPRS/GSM V2.0 (SKU:TEL0051) - Robot Wiki, Acedido em: (13/11/2015), disponível em http://goo.gl/r5Dm6u

[14] 4project, Sensor de pulso, Acedido em: (13/11/2015), disponível https://www.4project.co.il/product/pulse-sensor

[15] dash.co.il, LilyPad TemperatureSensor , Acedido em: (13/11/2015), disponível http://goo.gl/xngl sv\

Conteúdo:

Capítulo 1 1

Capítulo 2 4

Capítulo 3 7

Capítulo 4 19

Capítulo 5 28

Capítulo 6 35

Capítulo 7 44

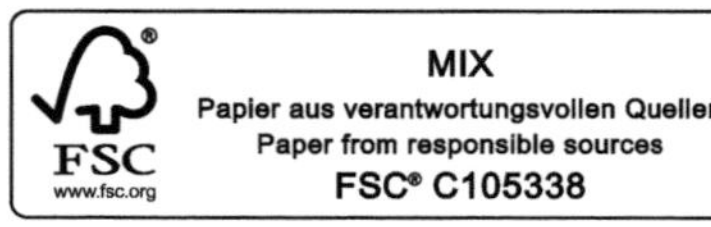

Printed by Books on Demand GmbH, Norderstedt / Germany